TRAITEMENT HOMŒOPATHIQUE

DU CHOLÉRA

AVEC

LA MANIÈRE DE S'EN PRÉSERVER

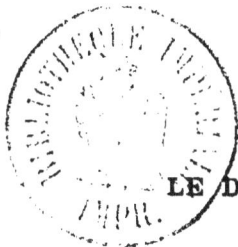

PAR

LE DOCTEUR SÈBE.

TOULOUSE

DELBOY, LIBRAIRE-ÉDITEUR

71, RUE DE LA POMME, 71

OU

CHEZ L'AUTEUR

Allée Louis-Napoléon, 3, hôtel Vitry.

—

1865

AVANT-PROPOS

De tous les traitements employés pour combattre le choléra, le traitement homœopathique est, jusqu'à présent, celui qui a donné les meilleurs résultats.

Les infiniment petits de Hahnemann ont eu raison du miasme cholérique, qui est lui-même un infiniment petit, d'une manière beaucoup plus efficace que les excès thérapeutiques de la médecine ordinaire. — *Ce fait est formellement acquis aux débats.*

S'ensuit-il pour cela que tout danger ait disparu, et que l'homœopathie ne connaisse point les revers? Plût à Dieu qu'il en fût ainsi! Mais laissons de pareilles illusions à des enthousiasmes irréfléchis.

La seule chose que nous tenions à bien constater, c'est que *le traitement du choléra par l'homœopathie a sauvé plus de malades que les autres.* Certes, rien n'était plus facile que d'écrire sur cette question un et même plusieurs volumes; seulement, c'était aller contre le but que nous nous proposons.

Il nous semble que l'utilité de ce genre d'opuscules

est intimement liée à la brièveté autant qu'à la clarté des matières dont ils traitent.

Nous avons essayé de renfermer dans quelques pages tout ce qu'il est nécessaire de savoir pour reconnaître la présence du choléra, en suivre les diverses évolutions et appliquer à chaque cas le médicament qui lui convient le mieux.

Dans cet exposé, nous n'avons pas cessé un instant de nous représenter que nous écrivions surtout pour des personnes tout à fait étrangères à notre art, et que, sous peine de n'être pas compris, nous ne devions employer que des termes usuels, ou des expressions scientifiques déjà vulgarisées.

Il est utile que les maladies qui agissent sur nous d'une manière épidémique soient connues de tout le monde, et que le public sache à quoi s'en tenir sur leur traitement. Dans un temps de choléra, il est nécessaire que chacun puisse veiller sur soi et trouver chez un ami ou chez un voisin des secours qui ne pourraient que difficilement lui venir d'ailleurs.

Pourvues de cette instruction et des quelques médicaments qui y sont signalés, les personnes d'une intelligence ordinaire pourront, jusqu'à un certain point, suppléer à l'absence du médecin. Il ne faut pas perdre de vue que les secours les plus prompts sont les plus efficaces, et que, dans une maladie qui est si rapidement destructrice et qui vous emporte comme dans un tourbillon, tout retard augmente démesurément les dangers que court le malade.

Un mot encore.

Il existe sur la nature et la contagion du choléra deux erreurs dangereuses et que nous ne saurions laisser accréditer :

1° La peur donne le choléra ;

2° Les personnes qui soignent ou qui touchent les cholériques contractent sûrement la maladie.

La conclusion de tout cela serait qu'il ne faut pas avoir peur, et qu'il faut se tenir bien loin des malheureux atteints par le fléau.

Voici notre réponse :

Il est faux que la peur ait jamais donné le choléra à personne. L'on peut avoir peur tout à son aise, pourvu qu'on respecte les règles hygiéniques et les mesures préventives que nous prescrivons.

La peur ne peut occasionner qu'une diarrhée légère, que l'on arrêtera facilement avec quelques globules homœopathiques de *chamomilla*.

Quant au sort dont on menace les braves gens qui se dévouent au soin des cholériques, rien n'a prouvé jusqu'ici la contagion du fléau et il est probable qu'elle n'existe pas. En conséquence, ces personnes ne sont pas plus exposées que les autres à prendre la maladie.

DESCRIPTION DU CHOLÉRA

Le choléra a une physionomie si tranchée qu'il n'est guère possible de le confondre avec une autre maladie.

Toutes les fois que vous vous trouverez en présence d'un malade qui a des vomissements et des selles semblables à de l'eau de riz, dont le pouls est petit et rapide, la peau d'une teinte violacée et d'une température glaciale; qui éprouve des crampes très douloureuses dans les membres, une oppression extrême, et qui n'urine pas, vous pouvez dire sûrement que ce malade est atteint du choléra (1).

Il ne faut pas croire néanmoins que les choses se passent toujours ainsi. Le plus souvent, au contraire, on ne trouve chez un malade que quelques-uns des symptômes que nous venons d'énumérer. L'ordre dans lequel ils apparaissent et la manière dont ils se groupent ont même fait reconnaître à la maladie des périodes qui, pour la pratique, deviennent d'une utilité incontestable.

---

(1) Un empoisonnement par l'arsénic imite jusqu'à un certain point une violente attaque de choléra, et nécessiterait, en temps ordinaire, des précautions qui deviennent presque inutiles dans un temps d'épidémie cholérique.

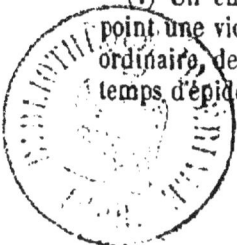

A l'exception de certains cas où le choléra débute brusquement, il est généralement précédé par les symptômes suivants :

Symptômes précurseurs. — Sensation de faiblesse à l'estomac; malaise indéfinissable; borborygmes et coliques; diarrhée jaune et vomissements composés de matières muqueuses, verdâtres, bilieuses; on est accablé de fatigue; sueurs au moindre mouvement; tendance à la syncope; frissons vagues (1).

Tantôt la maladie en reste là et la guérison ne se fait pas attendre; tantôt les signes caractéristiques du choléra se déclarent et forment le premier groupe de symptômes, ou la première période.

Première période. — Vomissements et selles semblables à l'eau de riz; soif vive; ventre rétracté, sensible à la pression; respiration anxieuse; voix affaiblie; crampes très douloureuses; la faiblesse augmente à chaque instant, et le pouls s'accélère au point de marquer de 120 à 130 pulsations à la minute.

Deuxième période. — Dans la deuxième période, tous les symptômes précédents s'exagèrent encore, et il en apparaît de nouveaux. Les urines, jusqu'alors rares, sont complètement supprimées; une teinte livide d'abord et ensuite bleuâtre se montre bientôt autour des yeux, aux mains, aux pieds et enfin sur tout le corps. Le froid extérieur augmente, tandis qu'à l'intérieur il existe une chaleur dévorante; la voix est éteinte; la langue froide; les yeux ternes et secs. Les vomissements diminuent ordinairement ou même disparaissent. Il est à remarquer que l'intelligence reste intacte au milieu de ces désordres.

Dans cette période, les chances de salut s'affaiblissent

---

(1) La cholérine n'est pas autre chose, et le traitement que nous indiquerons pour les symptômes précurseurs peut très bien lui convenir.

considérablement, mais on aurait tort de perdre tout
espoir; la guérison peut encore s'obtenir à la condition
de ne rien négliger de nos préceptes et d'agir sans précipitation.

Troisième période. — La troisième période, quand le
malade ne succombe pas dans la précédente, n'est que le
retour plus ou moins violent des forces vitales. La chaleur et le pouls reparaissent; les évacuations changent de
caractère; les urines se montrent; la vue et l'ouïe, presque complètement abolies, s'éclaircissent; la face s'anime,
et la fièvre s'allume.

Lorsque l'action est modérée, la santé ne tarde pas à
succéder à cet état. Mais souvent il arrive que des con-
gestions et des inflammations redoutables se déclarent. La
présence d'un médecin nous paraît, en ce cas, indispensable, car lui seul peut alors diriger le traitement au milieu des complications qui peuvent survenir.

Nous venons de passer en revue les divers symptômes
qui se déroulent dans le choléra et l'ordre qu'ils affectent
généralement.

Nous ne saurions trop engager à se familiariser avec ces
notions. La connaissance de ce tableau est indispensable
pour bien traiter le choléra, car c'est en ayant toujours
présents à la mémoire les divers phénomènes qui caracté-
risent cette terrible maladie, que l'on pourra appliquer à
chacun d'eux le médicament qui lui convient.

TRAITEMENT

Le traitement du choléra comprend le traitement préservatif et le traitement curatif.

Parlons d'abord du traitement préservatif :

Qu'on ne s'imagine pas qu'il suffise, pour se préserver du choléra, de prendre de temps en temps quelques globules homœopathiques. La seule préservation ne s'obtient que par le concours simultané d'une bonne hygiène et des médicaments indiqués.

Les principales mesures hygiéniques et diététiques que l'on doive rigoureusement adopter sont les suivantes :

Eviter tout excès dans le boire et dans le manger. S'abstenir des aliments qui répugnent à l'estomac et dont la digestion est ordinairement difficile.

Il en sera de même de toute espèce de fruits acides, verts, de légumes crus ou confits dans le vinaigre. Se garder soigneusement de l'impression du froid et de l'humidité. Les boissons glacées sont dangereuses.

Un exercice modéré est utile autant que la fatigue est nuisible.

Ne jamais boire sous aucun prétexte du cognac, du rhum, des tisanes aromatiques et chaudes; tous ces liquides incendiaires, quoi qu'on en ait dit, portent le trouble dans les fonctions digestives, surtout chez les personnes qui n'en usent pas habituellement, et surexcitent mal à propos le système nerveux.

La meilleure boisson est l'eau, à laquelle on peut mêler une petite partie de bon vin.

Nous recommandons enfin de ne jamais sortir à jeun le matin, et de maintenir sur soi et dans sa maison la plus grande propreté possible.

Quant aux médicaments à prendre pour se préserver du choléra, ce sont : *cuprum, veratrum* et *metallum album ;* les deux premiers à la 12me dilution, le troisième à la 30me. La dose est de trois globules par jour, dans l'ordre où ils sont énumérés.

C'est-à-dire :

> 1er jour, 3 globules *cuprum.*
>
> 2e jour, 3 globules *veratrum.*
>
> 3e jour, 3 globules *metallum album.*

Recommencer.

Le moment le plus favorable pour prendre ces globules est le matin, une heure avant de rien prendre ou de fumer. On met les globules secs dans la bouche où ils ne tardent pas à se dissoudre par le moyen des liquides salivaires.

Ce n'est que dans le fort de l'épidémie qu'il sera absolument nécessaire de prendre tous les jours une dose ; au commencement et vers le déclin du choléra, on pourra mettre un jour d'intervalle entre chaque dose.

Pour les enfants au-dessous de cinq ans, un globule sera suffisant tous les jours.

On peut joindre à toutes ces précautions l'usage du soufre, vivement recommandé par quelques auteurs homœopathes comme doué d'une efficacité merveilleuse dans le traitement prophylactique du choléra. La manière de s'en servir est des plus simples. Elle consiste à jeter chaque matin dans ses bas une petite pincée de fleur de soufre.

TRAITEMENT CURATIF DU CHOLÉRA.

Le traitement curatif du choléra comprend les médicaments qui s'adressent aux prodromes et u diverses périodes de cette maladie.

Traitement des symptômes précurseurs.

Ipecacuanha est le médicament qu'il faut employer quand il y a sensation de faiblesse à l'estomac, vomissements de matières muqueuses, diarrhée aqueuse avec tranchées ; les vomissements prédominent.

Phosphorus quand il y a grande faiblesse ; que la diarrhée domine les vomissements ; sensation de brûlure au creux de l'estomac et au ventre.

Veratrum. Vomissements et diarrhée intenses ; faiblesse excessive et crampes dans les mollets. C'est ordinairement le plus fort degré de la cholérine, et souvent c'est le début du choléra lui-même.

Première période. — *Veratrum* est aussi le médicament qui correspond le mieux aux vomissements et selles semblables à l'eau de riz, anxiété, froid, sueurs.

Cuprum est avec *veratrum* le médicament le plus important de cette période ; il s'adresse surtout aux spasmes qui marquent le début du choléra ; coliques spasmodiques, difficulté de respirer ; douleur pressive à l'estomac. On le donne ordinairement après *veratrum ;* quelquefois il est utile de les alterner.

Metallum album s'adresse spécialement à des évacuations alvines très nombreuses, à la soif inextinguible, à la sensation de brûlure à l'estomac ; la langue est noire et sèche, le pouls petit. On peut l'administrer après *veratrum* et *cuprum*, ou même l'alterner avec *cuprum*.

Deuxième période. — La période algide, cyanique du choléra, appelle entre tous le camphre et le charbon végétal.

Camphora est indiqué par des crampes, des nausées sans évacuations, prostration excessive, froid et couleur bleue de la face.

Carbo vegetabilis convient lorsque le malade offre des signes de paralysie et que le pouls est presque éteint; respiration froide, sensation d'une forte chaleur interne, asphyxie imminente; peu ou point de crampes et d'évacuations.

Lorsque les vomissements et les selles reparaissent, on revient à l'usage de *veratrum.*

Troisième période. — La troisième période commence par le retour de la circulation du sang et de la chaleur vitale. Dans ces circonstances, le pouls atteint bientôt un nombre considérable de pulsations et la fièvre s'allume au milieu des symptômes qui marquent un état inflammatoire.

Aconitum est le calmant par excellence de cette excitation fébrile.

Belladona succèdera à *aconit* dans le cas seulement où il y aurait du délire et de l'agitation.

Bryonia si le malade à la langue sèche, rouge avec stupeur et constipation.

China est le médicament essentiel de la convalescence.

Il convient pendant le traitement du choléra de réchauffer le malade soit au moyen de frictions sèches sur toutes les parties du corps, soit par l'application autour des reins et aux pieds de briques ou de linges chauds. Pour apaiser la soif dévorante qui tourmente le patient, on donnera de temps en temps une gorgée d'eau froide ou mieux encore quelques petits morceaux de glace.

Une fois le danger passé, il faudra régler avec soin l'alimentation et la doser avec une extrême prudence. L'appétit qui se réveille est quelquefois si vorace, qu'une grande fermeté est nécessaire pour résister à ses sollicitations.

Les bouillons les plus légers, de veau, de poulet, sont préférables en commençant; après eux on passe à des consommés plus substantiels et aux viandes les plus faciles à digérer.

MANIÈRE DE PRENDRE LES MÉDICAMENTS.

A l'exception du camphre, qui se prend en teinture et par gouttes sur un morceau de sucre, répétées suivant le cas toutes les cinq, dix ou quinze minutes, tous les autres médicaments se prendront en globules, dissous dans de l'eau pure.

On pourra dissoudre six globules dans six ou huit cuillerées d'eau, et en prendre une cuillerée toutes les deux ou trois heures.

Règle générale : plus les symptômes sont violents et se reproduisent souvent dans un temps donné, plus on peut répéter avec avantage les prises du médicament.

L'on doit, au contraire, mettre un certain intervalle aussitôt que les symptômes commencent à s'amender, et rendre cet intervalle de plus en plus grand si l'amélioration persiste. A part quelques cas que nous avons désignés, où il est utile d'alterner deux médicaments, c'est-à-dire de donner tantôt une cuillerée de l'un et tantôt une cuillerée de l'autre, il ne faut administrer qu'un seul médicament à la fois. Le choix portera sur celui qui contient les symptômes les plus saillants et les plus nombreux du cas morbide que l'on veut traiter.

Ce choix devra se faire avec le plus grand soin et sans précipitation aucune

Une fois bien fixé sur le médicament à donner, il faut savoir en attendre patiemment les effets.

Malgré que l'on ait vu, spécialement dans le choléra, les effets d'un médicament suivre de très près le moment de son ingestion, il se passe quelquefois plusieurs heures avant que son action devienne apparente. Ce n'est pas une raison pour en changer. Pour passer à l'emploi d'un autre médicament, il faut être bien sûr que celui qui vient d'être donné est sans effet, et l'avoir déjà répété plusieurs fois.

DE LA NÁTURE DU CHOLÉRA.

Il n'est pas nécessaire pour guérir le choléra d'en connaître la cause.

Jusqu'à présent, nous ne savons absolument rien de la nature du choléra, si ce n'est qu'il est dû à la présence d'un miasme dans l'atmosphère.

Le mot miasme est extrêmement vague : il comprend toute sorte d'émanations végétales, animales et minérales.

On a aussi invoqué des influences magnétiques et électriques sans pouvoir les prouver.

Enfin, quelques-uns attribuent le choléra à des microzoaires, animaux infiniment petits, répandus à profusion dans l'air.

Tout porte à croire que des études dirigées dans ce sens, pourront jeter quelque jour sur une question aussi intéressante.

Quoi qu'il en soit de toutes ces théories, le choléra agit sur nous à la manière d'un poison violent. C'est même la similitude qu'il y a entre une ataque de choléra et les symptômes d'un empoisonnement par les sels de cuivre et l'acide arsénieux, qui mit Hahnemann sur la voie des médicaments spécifiques de cette terrible maladie.

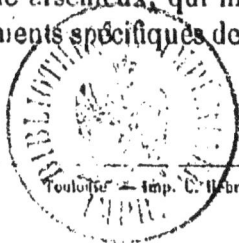

Toulouse — Imp. C. Hébrail, Durand et Comp., rue des Balances, 13.